Trockenfasten für Anfänger und Berufstätige

Natürlich abnehmen
Schnell abnehmen
Gesünder leben

1. Auflage 2020
Copyright © Sandra Sofie Leti
ISBN: 979-8673220689

Inhaltsverzeichnis

Vorwort

Heutzutage befinden wir uns in einer schnelllebigen Zeit. Alles muss schnell gehen und am besten schon gestern erledigt sein. Kein Wunder, dass wir diesen Stil gerne auf all unsere Lebenslagen ausweiten.
Alles scheint wichtig zu sein und wir vergessen auf uns selbst. Wir stellen andere Bedürfnisse vor unsere eigenen. Aber hier und jetzt geht es nur um dich. Du hast dir eine ruhige Minute genommen und dafür will ich dir danken. Außerdem solltest du dir auch selbst danken. Du leistest so viel Tolles in deinem Alltag und verdienst etwas Ruhe und Entspannung.

Wer kennt es nicht, am Abend die Kinder zu spät ins Bett gebracht oder eine große Runde mit dem Hund gemacht und nichts für den nächsten Tag vorgekocht. Sodass der Gang direkt zum Bäcker ums Eck, am nächsten Tag, führt. Dort greifen wir auf kohlenhydratreiche und fetthaltige Kost zurück, welche direkt auf den Hüften landet.

Hinzu kommt noch der Bewegungsmangel, denn wer hat schon am Vorabend die Fitnesstasche gepackt und direkt in der Früh mitgenommen, um abends noch ins Fitnessstudio zu gehen.

Trockenfasten stellt eine Möglichkeit dar, dem Körper etwas Gutes zu tun und ihn wieder ins Gleichgewicht zu bringen.

Einleitung

Viele Menschen fragen mich, weshalb ich überhaupt mit dem Trockenfasten begonnen habe. Ich zählte zu jenen Frauen, welche nach der Schwangerschaft an überschüssigen Pfunden litt.

Wie bestimmt auch du, habe ich viele aufwendige, kohlenhydratarme Diäten gemacht und 17 Kilogramm abgenommen. Gleichzeitig stellte ich enttäuscht fest, dass das ursprüngliche Gewicht nach kurzer Zeit wieder da war.

Um das ganze abzurunden habe ich nach diesen Fehlversuchen eine 0815 Blitzdiät ausprobiert. Mit dieser habe ich die Zahl auf der Waage reduziert, doch mich begleitete ein ständiges Hungergefühl und die Quittung war, dass die Hosen wieder zwickten.

Nun wollte ich etwas finden, dass mir nicht direkt wieder den Jo-Jo-Effekt bringt.

Der Wendepunkt in meinem Leben war, als ich vom Fasten hörte, genauer genommen vom Trockenfasten. Ich probierte zuvor, die Variante mit Wasserfasten, aber da war mein Hungergefühl so groß, dass ich es nicht mehr aushalten konnte. Dennoch will ich das keinem schlechtreden, der damit sehr gut klarkommt. Hier geht es darum, warum ich mich für diesen Weg entschieden habe. Ich möchte dir hier nichts aufzwingen, sondern nur meine persönliche Erfahrung teilen und eine Empfehlung abgeben.

Wenn du mit dem Verzicht auf Essen und Trinken beginnst, wirst du dasselbe schöne Gefühl erleben, wie viele andere zuvor. Denn die Erfolge sind sehr schnell sichtbar. Anfangs sitzt die Kleidung immer besser und nach kurzer Zeit kannst du schon zu einer Kleidergröße kleiner greifen. Ich habe mich gefreut mir mal wieder neue Teile zu kaufen – mein Mann aber nicht so sehr – denn unser Schrank platze auch so schon aus allen Nähten. Doch welche Frau kennt es nicht, dieses wundervolle Gefühl endlich eine Größe kleiner tragen zu können? Das allgemeine Wohlbefinden und die Motivation steigen.

Gleich vor weg, wenn du meine Tipps verfolgst, wird es dir schon nach kurzer Zeit besser gehen. Ich nutze auch die Gelegenheit mich bei dir zu bedanken, für das Vertrauen und die Wahl dieses Buches.

Was ist Trockenfasten?

Nahezu jeder kennt das typische Fasten. Bei diesem Vorgang wird lediglich, vorübergehend auf feste Nahrung verzichtet. Doch auf die Zuvor von Flüssigkeit wird nicht verzichtet.

Beim Trockenfasten hingegen wird sowohl auf Nahrung als auch auf Flüssigkeit verzichtet. Die Vorteile vom Trockenfasten sind vielfältig. Durch den Nahrungsentzug ist der Körper nicht mehr mit der Verdauung beschäftigt, sondern kann sich voll und ganz auf die Regeneration konzentrieren. Diese gerät im Normalfall eher in den Hintergrund.

Wenn die Selbstheilungskräfte des eigenen Körpers auf Hochtouren laufen, beugt es auf natürlichem Weg vielen Krankheiten vor und kann auch chronische Krankheiten mildern und sogar heilen.

Ein wachsender Trend ist das sogenannte entgiften oder auch entschlacken des Körpers.
Warum nicht gleich zwei oder mehrere gute Eigenschaften verbinden? Wenn keine Flüssigkeit zugeführt wird, nutzt der Körper das eigene Körperfett zur Gewinnung von Wasser und Energie. Um wichtige Stoffwechselfunktionen wie z.B.: Speichelerzeugung instand zu hal-

ten. Diese Flüssigkeit wird auch „lebendiges Wasser" genannt. Dieses Wasser kann nur von gesunden Zellen produziert werden, die ungesunden werden vom Körper abgebaut. Was genau passiert in dieser Zeit? Von außen gelangen keine Giftstoffe mehr in unseren Körper, sodass vorhandener „Zellmüll" ausgeschieden oder ausgeschwitzt werden kann.

Außerdem kann alles schneller und effektiver bereinigt werden, da dasselbe Blut mehrmals im Körper gefiltert wird. Wenn wir hingegen nur Wasser trinken und auf Nahrung verzichten, dann können Mineralien verloren gehen und der Reinigungsprozess nimmt viel mehr Zeit in Anspruch.

Welche Vorteile kannst du noch damit erzielen? Ein weiter positiver Aspekt ist, dass du deinen Blutdruck stabilisieren kannst und deine Blutzuckerwerte verbesserst. Das Ergebnis ist, dass der Körper sich immer schneller erholt und das Immunsystem stärker wird. In der Grippezeit bist du nicht mehr so anfällig, im Gegenteil sie zieht nur an dir vorbei.

Das Trockenfasten kannst du in verscheiden Perioden anwenden. Einerseits im Intervall oder nur über einen bestimmten Zeitraum. Beim Ramadan wird es beispielsweise von zahlreichen Menschen seit Jahrtausenden praktiziert.

Allerdings sollte das Trockenfasten nur von Personen betrieben werden, sofern keine gesundheitlichen Einschränkungen bei ihnen vorliegen. Da der Körper das benötigte Wasser zum Teil aus dem eigenen Körperfett gewinnt, ist das Trockenfasten besonders effektiv. Dies gelingt, indem dort Fette aufgespalten werden. Wasser besteht aus den beiden Komponenten Wasser- sowie Sauerstoff. Die gesättigten Fettsäuren, welche im Körperfett gespeichert werden, enthalten eine Vielzahl von Wasserstoffmolekülen. Aus diesem Grund werden die Fettsäuren aufgebrochen. Denn nur so kann der Wasserstoff zur Herstellung von Wasser verwendet werden. Das Wasser, welches derartig gewonnen wird, genügt, um einige Stunden oder sogar mehrere Tage ohne Trinkwasser zu überleben. Dies bedeutet, dass der Körper beim Trockenfasten um einiges mehr an Fett verbrennt, als beim herkömmlichen Fasten. Denn beim Trockenfasten spaltet der Körper zusätzliche Fettsäuren auf, um Wasser zu gewinnen.

Zahlreiche Menschen haben sich bereits am Intervallfasten probiert oder kennen es zumindest. Das Trockenfasten weist genau wie das Intervallfasten zahlreiche gesundheitliche Vorteile auf.

Es hat aber so viel mehr zu bieten als nur gesundheitliche Aspekte. So dient es der Zellerneuerung, entzündungshemmend, der Blutzucker- sowie Insulinresistenz und der Senkung der Cholesterinwerte. Außerdem wirkt Trockenfasten Bluthochdruck und Gefäßerkrankungen entgegen.

Beim Trockenfasten gibt es mehrere Varianten. Es gibt die Soft- und Hard -Trockenfastenmethode. Beim soften Trockenfasten muss Wasser nicht komplett gemieden werden. Es darf über die Schleimhäute sowie die Haut aufgenommen werden. Dies bedeutet, dass Zähne putzen und duschen im Alltag beibehalten werden können.

Das Hard-Trockenfasten ist hingegen extremer. Denn hier sollte Wasser zur Gänze gemieden werden. Hier zufolge verzichtet der Fastenden auf das Zähneputzen und Duschen. Die harte Variante führt zu einer höheren Fettverbrennung, allerdings ist dies nicht zwingend notwendig. Ein Tag Trockenfasten hat den gleichen Effekt wie drei Tage Wasserfasten hinsichtlich der Autophagie in den Zellen.

Hierbei handelt es sich um einen äußerst wichtigen Prozess der Zellreinigung und Entgiftung. Außerdem soll sie dabei helfen, die Zellen gesund sowie leistungsfähig zu halten. Die Autophagie ist eine Art Selbstreinigungsprozess. Bei diesem Prozess verwerten die Zellen unbrauchbare und beschädigte Zellbestandteile. So können sie neue Zellbausteine generieren. Überdies liefern die beschädigten Zellbestandteile Brennstoff, um Energie zu gewinnen. Bei der Autophagie handelt es sich mithin um eine Art Recyclingprogramm. Dieses vermeidet, dass sich zellulärer Müll innerhalb der Zellen ansammelt. Auf zellulärer Ebene ist die Autophagie auch eine Art Entschlackung.

Neben den beiden Einteilungen in "soft" und "hard" ist ebenfalls die Länge für das Trockenfasten entscheidend. An dieser Stelle trifft häufig das Trockenfasten auf das Intervallfasten.

Hier wird zwischen dem verlängerten Trockenfasten und dem Intervall-Trockenfasten unterschieden. Beim verlängerten Trockenfasten dauert das Fastenintervall länger als 24 Stunden. Verlängertes Trockenfasten kann sehr intensiv sein. Deshalb ist es weniger für Anfänger geeignet, sondern eher für diejenigen, die bereits Erfahrungen mit Fasten gesammelt haben.

Für Anfänger eignet sich das Intervall-Trockenfasten am besten. Hierbei erzielen die meisten bereits hervorragende Ergebnisse. Das Intervallfasten wird lediglich erweitert. So kann der Verzicht auf Flüssigkeit mit eingebaut werden. Vorwiegend dauert das Fastenintervall 16 Stunden. Dies bedeutet, dass innerhalb der 16 Stunden weder Nahrung noch Flüssigkeit dem Körper zugeführt wird. Die verbliebenen acht Stunden dienen der

Nahrungs- und Wasseraufnahme. In diesem Fenster solltest du nicht nur Wasser zu dir nehmen, sondern auch Kokoswasser. Dieses liefert dir natürliche Elektrolyte und versorgt direkt deine Zellen mit Flüssigkeit. Beide Fastenarten können als dauerhafter Lebensstil praktiziert werden.

Trockenfasten im Alltag

Trockenfasten kann zu jeder Zeit durchgeführt werden. Problemlos ist dies ohne Vorbereitung etwa einen Tag möglich. Entscheidest du dich nun dazu, über einen längeren Zeitraum das Trockenfasten anzugehen, solltest du dich darauf ein wenig vorbereiten. Am besten eignet sich der Winter, um trocken zu fasten. Wer im Sommer fasten möchte, sollte besser mit Wasser fasten. Die Vorbereitung auf das Trockenfasten gestaltet sich individuell. Hierfür ist die Ernährungsstufe, auf der du dich zurzeit befindest, entscheidend. Außerdem spielen Ernährungsregeln und wie weit diese im Alltag eingebaut werden, eine Rolle. Die Entschlackung des Dickdarms ist für die Vorbereitung ebenfalls wichtig. Jeder Form des Fastens sollte grundsätzlich eine Darmreinigung vorangehen. So wird der Darm einerseits entlastet und andererseits vollständig entleert. Dies bedeutet, dass du ein geringeres Hungergefühl beim Fasten empfindest. Der Nahrungsverzicht wird mithin leichter.

Um mit dem Fasten zu beginnen, solltest du eine Zeitspanne festlegen, in der du möglichst wenig Stress ausgesetzt bist. Die Urlaubszeit eignet sich hierfür bestens. Anstrengungen, welche durch schwere körperliche Arbeit hervorgerufen werden, sollten vermieden werden. Der Grund dafür ist, dass du die Regeneration des Körpers durch das Fasten ankurbelst und diese durch die geringe Anstrengung unterstützt wird. Nimm die Tage vor dem Fastenbeginn, leichte und gut verdauliche Kost zu dir. Am Abend, vor dem Beginn, ist es besser, auf eine Mahlzeit zu verzichten, da zu diesem Zeitpunkt die Darmreinigung vorgenommen wird.

Während des Trockenfastens wird vollständig auf Nahrung und Flüssigkeit verzichtet. Du wirst rasch feststellen, dass du weniger schläfst als üblicherweise. Dies ist ein Nebeneffekt des Trockenfastens. Körperliche Betätigung sollte in hohem Maße vermieden werden. Yoga und Spaziergänge eignen sich jedoch, da diese dabei helfen, den Körper zu entgiften.

Wenn du die Fastenphase beenden und wieder zum normalen Essrhythmus zurückfinden möchtest, solltest du dir auch hier ein paar Tage Zeit dafür einplanen. Diese Phase wird auch Aufbauphase genannt. Genau wie zu Beginn des Fastens gehst du es langsam an. Hierfür sind mindestens zwei Tage notwendig. Eine Faustregel besagt, dass die Aufbauphase rund ein Drittel der ursprünglichen Fastenzeit betragen sollte.

Um mit der Aufbauphase zu beginnen, sind wasserhaltige Lebensmittel ideal. Diese können vom Körper sehr gut aufgenommen und verarbeitet werden. Einerseits werden die Zellen hydriert, und andererseits regen die Ballaststoffe direkt den Darm an. Am allerwichtigsten ist, diese Lebensmittel können weder Körper noch

Darm überlasten. Vollkornprodukte sind nur in geringen Mengen erlaubt, diese können am zweiten Tag konsumiert werden. Haferflocken regen die Verdauung an, da sie Ballaststoffe enthalten. Meine Empfehlung ist auf leichte Milchprodukte, wie Quark oder Joghurt zu verzichten, da diese nur wieder den Darm verkleben würden.

Reis und Kartoffeln enthalten sehr viele Kohlenhydrate und diese kommen im Körper, wie Zucker, an. Wir wollen dem Körper ja keinen Schock verpassen. Durch das Fasten ist der Insulinspiegel sehr niedrig und der Körper in der Fettverbrennung.

Beim wasserhaltigen Obst und Gemüse sind auch sehr viele Ballaststoffe enthalten und deswegen wird dies ganz anders als Kartoffeln und Reis verarbeitet.

Zu den wasserhaltigen, empfohlenen Nahrungsmittel zählen:

✖ Salatgurke (97 Prozent)
✖ Wassermelone (96 Prozent)
✖ Kopfsalat (95 Prozent)
✖ Tomaten (95 Prozent)
✖ Molke (94 Prozent)
✖ Radieschen (94 Prozent)
✖ Rhabarber (93 Prozent)
✖ Spargel (93 Prozent)
✖ Zucchini (93 Prozent)
✖ Feldsalat (93 Prozent)
✖ Grapefruit (89 Prozent)
✖ Papaya (87,9 Prozent)
✖ Nektarine (86,8 Prozent).

Sobald der Körper wieder an feste Nahrung gewöhnt ist und die Verdauung wieder angekurbelt ist, kannst du entscheiden, ob schlechte Gewohnheiten wieder an der Tagesordnung stehen oder ein qualitativer und verbesserter Lebensstil.

Gesundheitliche Vorteile

Das Trockenfasten bietet zahlreiche Vorteile. So sind Befürworter der Meinung, dass diese Art des Fastens seine Wirkung noch mehr verstärkt. Die Wissenschaft unterstützt die Vorteile des Trockenfastens ebenfalls.

Trockenfasten verringert Entzündungen. Zwar handelt es sich bei Entzündungen um einen völlig normalen Bestandteil des Immunprozesses, jedoch wird das Risiko für chronische Erkrankungen erhöht, sobald ein hohes Entzündungs-Niveau langfristig aufrechterhalten wird. Seit Langem wird das Fasten eingesetzt, um Entzündungen zu reduzieren. Außerdem kann Fasten vor Zellschäden schützen. Studien belegen, dass die Expression von Entzündungsmarkern durch Fasten unterdrückt wird. Überdies wird der oxidative Stress verringert. Weiterhin beschleunigt das Trockenfasten den Gewichtsverlust. Dieses Fasten ist anders als eine herkömmliche Diät. Es ist ein Lebensstil.

Zahlreiche Menschen ändern ihre Routinen und bauen das Fasten in ihren Tagesablauf mit ein. Denn schließlich fördert es die Fettverbrennung sowie den Gewichtsverlust. Das Fasten hat den Vorteil, dass du einerseits die gesamte Nahrungsaufnahme verringerst, da der Zeitraum, indem du Nahrung zu dir nimmt, verkürzt ist und andererseits wird der Körper durch das Fasten dazu gezwungen, Fette zu verwerten, anstatt auf Zucker zurückzugreifen. Klinische Studien belegen sogar, dass die Körperzusammensetzung durch Intervallfasten verbessert wird. Dafür sorgen der Fettabbau sowie der Gewichtsverlust. Die Forschung belegt grundsätzlich, dass jegliche Art von Fasten sich positiv auf den Gewichtsverlust auswirkt.

Überdies wird der Zellumsatz durch das Fasten gefördert. Bei der Autophagie handelt es sich um einen natürlichen Prozess. Hierbei werden beschädigte Zellen ausgeräumt und anschließend durch gesunde Zellen ersetzt. Dieser Vorgang verlangsamt den Prozess des Alterns und beugt chronischen Erkrankungen vor.

Das Risiko an Diabetes, Krebs, Lebererkrankungen sowie neurodegenerative Erkrankungen, zu denen beispielsweise Alzheimer zählt, zu erkranken, wird verringert.

Tiermodelle zeigen, dass die Autophagie durch das Fasten verstärkt wird. Außerdem werden die Zellregeneration sowie die Immungesundheit stark verbessert. Die

Studien, welche am Menschen in Bezug auf das Trockenfasten durchgeführt wurden, reichen nicht aus, um genau zu belegen, welche Auswirkungen das Trockenfasten auf die Autophagie hat. Eine Analyse, welche in Aging Research Reviews veröffentlicht wurde, kam zu dem Schluss, dass „Beweise überwiegend darauf hindeuten, dass Autophagie in einer Vielzahl von Geweben und Organen als Reaktion auf Nahrungsentzug induziert wird".

Die Blutzuckerkontrolle erlebt durch das Trockenfasten ebenfalls eine positive Erfahrung. So ergeben zahlreiche Untersuchungen, dass sich das Fasten für Diabetiker besonders positiv auswirkt. Im Rahmen einer Studie wurden zehn Personen getestet, welche an Typ-2-Diabetes leiden. Diese führten intermittierendes Fasten durch und nahmen somit weniger Kalorien zu sich. Eine signifikante Verbesserung des Blutzuckerspiegels ging mit dem intermittierenden Fasten einher. Des Weiteren schützt das Fasten vor Insulinresistenz. Bei Insulin handelt es sich um das Hormon, welches Zucker aus dem Blutkreislauf transportiert. Das Insulin bringt das Blut zu den Geweben. Dort findet es in Form von Energie Verwendung. Die Insulinempfindlichkeit wird durch einen zu hohen Insulinspiegel im Blut verringert. Dies beeinträchtigt die Fähigkeit, den Blutzuckerspiegel effizient regeln zu können. Eine Studie aus Malaysia belegt, dass intermittierendes Fasten sich einerseits zur Gewichtsreduktion empfiehlt und andererseits die Insulinsensitivität bei einem gesunden Erwachsenen wirksam steigert.

Ein weiterer Vorteil des Trockenfastens liegt darin, dass es restriktiver ist als herkömmliches Fasten. Im Jahr 2019 wurde eine Übersicht veröffentlicht, welche das Trockenfasten mit anderen Formen des herkömmlichen Fastens vergleicht. Das Intervallfasten wurde in dieser Übersicht ebenfalls berücksichtigt.

Die Forscher sind hierbei zu der Erkenntnis gekommen, dass alle Formen des Fastens hinsichtlich der Gewichtsreduktion ihre Wirkung entfaltet haben. Weiterhin bot Fasten, völlig irrelevant in welcher Form, gesundheitliche Vorteile. Um bewerten zu können, wie das Trockenfasten die Geschwindigkeit der Gewichtsreduktion beeinflusst, ist es erforderlich, zusätzliche Studien durchzuführen.

Vorbereitung (Mental und Equipment)

Zunächst solltest du dich für ein Datum entscheiden, an dem du mit dem Trockenfasten beginnen möchtest. Die meisten Menschen fasten während des Urlaubs, der Vollmondphasen oder der Feiertage. Der Jahreszeitenwechsel ist ebenfalls ein beliebtes Datum, um mit dem Fasten zu beginnen. Das Datum, an dem du beginnen möchtest, solltest du farbig im Kalender markieren. Allerdings solltest du beachten, dass du zunächst nicht mehr als drei Tage am Stück fastest.

Zu Beginn solltest du dir überlegen, ob du die softe oder harte Variante wählst. Zahlreiche Menschen fasten mehrmals hintereinander trocken. Sie nehmen jedoch zu einer bestimmten Tageszeit oder alle 24 Stunden ein Stück Obst oder Glas mit Wasser zu sich. Andere nehmen zu dem Glas Wasser Basen-Tabletten zu sich.

So wird der Mineralhaushalt ideal aufgefüllt. Anzumerken ist, dass bezüglich Mineralien und Vitamine sehr viel weniger beim Trockenfasten als beim Wasserfasten verloren geht. Das liegt daran, dass das gleiche Blut mehrmals durch den Körper fließt. Durch die Zufuhr von Wasser werden viele lebenswichtige Stoffe ausgespült. Da jeder selbst entscheidet, wie viel Wasser konsumiert wird. Kann es der eine besser oder schlechter als der andere empfinden. Aber genau dieses Empfinden, kannst du gut nutzen, um deine Entscheidung zu treffen. Wann du wieder Mineralien zuführst. Das Fasten mit Wasser, Obst, Säften oder Smoothies zu beginnen, kann eine Hilfestellung bieten. Bei dieser "softeren" Methode findest du ganz einfach dein Niveau heraus. Wie deine physische und psychische Verfassung ist und wie du dem Trockenfasten gegenübertrittst. Wasserfasten stellt besonders für Anfänger einen hervorragenden Einstieg in das Trockenfasten dar. Denn gelegentlich ist bei manchen Menschen der Körper stark mit Giften belastet. In diesem Fall kann ein Obsttag hilfreich sein, um das Ausscheiden dieser Gifte zu gewährleisten.

Um das Trockenfasten durchzuführen, ist kein großes Equipment notwendig. Lediglich ein Set um selbst eine Darmreinigung, vor Beginn des Fastens, durchzuführen. Dieses kannst du dir in deiner Apotheke des Vertrauens holen oder übers Internet bestellen. Bei der Darmentleerung denken die meisten Menschen an aggressive Abführmittel, Bauchschmerzen sowie Durchfall. Doch es reicht lediglich lauwarmes Wasser. Die Wahl der Wassertemperatur ist sehr wichtig, da sie für die Ausscheidung ausschlaggebend ist. Bei zu kaltem Wasser zieht sich der Darm zusammen und Blähungen, sowie Unwohlsein sind die Folgen. Zu heißes Wasser kann zu Verletzung im Darm führen. Ideal ist eine Temperatur von 36 bis 37 Grad. Dieser Prozess ist auch als Darmsanierung bekannt. Bei dieser Darmsanierung handelt es sich lediglich um die Neuprogrammierung der Darmflora.

Dies wirkt sich beispielsweise positiv auf das Hautbild aus. Bei einer Darmreinigung werden Giftstoffe, Schlacken sowie Fäulnisbakterien ausgeschieden. Dies geschieht bei einer natürlichen Darmsanierung über den Kot. Dies geht weder mit Krämpfen, noch mit Durchfall und Blähungen einher. Während einer Darmsanierung musst du weder Fasten noch Dauergast auf dem stillen Örtchen sein. Vielmehr geht es darum, dem Darm förderliche Präparate auf natürlicher Basis zuzuführen. Diese regen die Darmtätigkeit an und lösen verhärteten Kot, Schlacken und Fäulnisbakterien, damit sie ausgeschieden werden können. Eine Darmsanierung dauert optional drei bis vier Wochen - so ist gewährleistet, dass sich der Darm schonend und nachhaltig erneuern kann. Diese Zeit ist auch notwendig, um wirklich alle Schadstoffe aus dem Dickdarm zu spülen. Drei verschiedene Basis-Komponenten werden bei einer sanften Darmreinigung eingesetzt: So kannst du Flohsamenschalen-Pulver (Psyllium), Mineralerde (Bentonit) und Probiotikum verwenden. Diese drei Präparate verstärken sich gegenseitig in ihrer Wirkung. Dies bedeutet, dass sie synergetisch wirken.

Psyllium soll Ablagerungen im Verdauungssystem lockern. Außerdem soll es Toxine sowie Stoffwechselabfallprodukte lösen. Die Mineralerde nimmt die gelösten Ablagerungen auf. Diese werden mit dem Kot ausgeschieden. Für den Aufbau einer gesunden Darmflora dient das Probiotikum. Obendrein unterstützt es die Darmtätigkeit nachhaltig.

Die Präparate kannst du in Tabletten- oder Pulverform kaufen. Der Unterschied ist, dass sich Tabletten einfacher einnehmen lassen. Diese nahmst du morgens und Abend, mit etwas Wasser, ein. Das Pulver wird zunächst angerührt. Anschließend wird das aufgelöste Pulver getrunken oder gelöffelt. Dieses Getränk zu konsumieren, bereitet einigen Menschen Probleme. Allerdings ist die Wirkung des Pulvers effektiver. Der Grund dafür ist, dass die Bestandteile richtig im Darm verdaut werden müssen. Somit müssen sie länger direkt am Zielort verarbeitet werden. Bei Flohsamenschalen-Pulver ist Vorsicht geboten. Bei Präparaten, welche Flohsamenschalen-Pulver beinhalten, ist es von großer Bedeutung auf die Zufuhr von Flüssigkeit zu achten. Am besten eignet sich mindestens eine Menge von rund 3 Litern am Tag, wer noch mehr trinken kann, soll dies ruhig tun. Wenn du zu denjenigen gehörst, die das nicht schaffen, dann kannst du dein Wasser aufpeppen. Eine Scheibe Bio-Zitrone oder gefrorene Beeren können durch den veränderten Geschmack viel leichter getrunken werde. Dies ist besonders wichtig, da bei einer unzureichenden Flüssigkeitszufuhr das Flohsamenschalen-Pulver im Darm verklebt. Im schlimmsten Fall führt dies zu einem Darmverschluss. Wer eine Darmreinigung vornehmen möchte, muss nicht zwangsläufig die Ernährung umstellen. Vorteilhaft wäre es jedoch schon, an dem einen oder anderen Schräubchen zu drehen.

Da Getreide, Milchprodukte, Zucker sowie Alkohol den Magen-Darm-Trakt äußerst beanspruchen, ist es vorteilhafter, darauf einige Wochen zu verzichten. Innerhalb dieser drei bis vier Wochen lohnt es sich, mehr Hülsenfrüchte zu sich zu nehmen sowie die Ernährung ausgewogen und eiweißreich zu gestalten. Ballaststoffreiche Lebensmittel sollten das Fundament für die Ernährung bilden. Der Grund dafür ist, dass die Ballaststoffe das Cholesterin aufsaugen. Somit wird das Cholesterin auf natürlichem Weg ausgeschieden. Auch hier ist es wieder wichtig, dem Körper ausreichend Flüssigkeit zuzuführen.

Fastenbeginn

Da das Trockenfasten für den Körper äußerst anstrengend ist, sollte jeglicher Stress vermeiden oder zumindest reduzieren werden. Deshalb bietet es sich an, beispielsweise den Urlaub als Beginn zu wählen. Meist genügt aber auch ein verlängertes Wochenende. So liegt der Fokus voll und ganz auf dem Fastenprozess. Es wird eine Ablenkung durch die Arbeit oder andere äußere Einflüsse vermieden. Bereits drei Tage genügen, um Ergebnisse zu erzielen, die sich sehen lassen können. Wenn du das Ziel verfolgst mehr als 72 Stunden trocken zu fasten, solltest du unbedingt einen Arzt konsultieren. Je nach deiner körperlichen Verfassung wird dich der Arzt beraten.

Solltest du anfangs nur 24 oder 48 Stunden trockenfastet, ist das bereits eine ausgezeichnete Leistung. Der Körper muss einmal Erfahrung sammeln und desto öfter du das betreibst, um so besser wirst du.

Einerseits hältst du immer länger durch, und andererseits kommt dein Körper schneller in die Ketose. Ketose ist ein Stoffwechselzustand des Körpers, in dem die Fettverbrennung erhöht wird und allgemein steigen die Konzentration und Leistungsfähigkeit. Allerdings solltest du bedenken, dass 48 Stunden Trockenfasten besser sind, als 48 Stunden Wasserfasten.

Grundsätzlich dauert jede Fastenperiode länger als 72 Stunden. Der Körper benötigt nämlich einige Zeit, um sich umzustellen. Somit empfiehlt es sich, langsam weniger zu essen, damit die Umstellung nicht zu extrem ist. Intervallfasten bietet einen idealen Einstieg. Ideal ist der langsame Einstieg mit der 16 zu 8 Methode. Hierbei hast du ein Fastenfenster von 16 Stunden und ein Essensfenster von 8 Stunden. Für viele bedeutet dies, dass sie auf das Frühstück verzichten. Nach zwei bis drei Tagen, wenn sich der Körper daran gewöhnt hat, weniger Nahrung zugeführt zu bekommen, kann das Fenster erweitert werden. Ab da wird das Mittagessen gestrichen. Besser bekannt als OMAD (one meal a day) auf Deutsch – eine Mahlzeit pro Tag – hiermit ist gemeint nur eine Portion zu dieser Mahlzeit zu essen. Diese Methode wenden einige täglich an – ich bin genauso ein großer Fan. Den Genuss dieser speziellen und hohen Konzentration möchte ich täglich haben. So arbeite ich viel besser und schneller. Bin nicht mehr gerädert im Alltag. Im Gegenteil, meine Laune ist besser und ich beende meinen Tag sehr erfolgreich.

Wichtig ist, dass du beim OMAD noch sehr viel Wasser trinkst. Der Mineralstoffhaushalt muss vor Beginn des Trockenfastens in einem guten Zustand sein. Die Nahrungsergänzung von Vitaminen und Mineralien ist sehr wichtig. So bist du ideal auf das Trockenfasten vorbereitet. In den letzten Tagen vor dem großen Fasten wird auf Zucker verzichtet. In dieser Zeit wirst du dich sehr wahrscheinlich schlecht fühlen, da dein Körper auf Entzug ist. Deine Laune wird nicht die Beste sein und körperlich wirst du dich auch nicht gut fühlen. In der Regel spüren alle eine Erstverschlimmerung. Mir ging es da nicht anders. Mich plagten tagelang Kopfschmerzen. Darum fand ich eine grundlegende Änderung nach dem Fasten sehr bedeutsam. Nutze diese Fastenperioden als großen Neustart in eine gesündere Zukunft.

Salat, Eiweiß, Öle und Wasser eignen sich perfekt, um den Körper auf das bevorstehende Fasten vorzubereiten.

Mein variabler Fastenplan

Nun haben wir sehr viel von den ganzen Prozessen im Körper gesprochen.

Jetzt kommen wir zu dem Teil, auf den du bestimmt schon gewartet hast. Wenn du es nicht aushalten konntest, hast du bereits vorgeblättert, um dir den Plan anzuschauen. In diesem Fall würde ich dir raten, dennoch den Anfang zu lesen, da dir sonst wichtige Informationen fehlen.

Meine Wochen Variationen, wie ich das Fasten praktiziert habe:

<u>Woche 1</u>

Tag	**Nahrung**	**Training**
Montag	Obst- und Gemüse	Yoga
Dienstag	Obst- und Gemüse	Kraftsport
Mittwoch	Zitronenwassertag	Spaziergang
Donnerstag	Zitronenwassertag	Spaziergang
Freitag	Wassertag	Yoga
Samstag	Trockenfasten	Yoga
Sonntag	Trockenfasten bis 18:00	

<u>Fastenbrechen:</u>

Ich habe Kokos-Wasser zum Fastenbrechen getrunken und eine Mango gegessen.

Woche 2

Tag	Nahrung	Training
Montag	Obst- und Gemüse	Kraftsport
Dienstag	Zitronenwassertag	Kraftsport
Mittwoch	Trockenfasten	Spaziergang
Donnerstag	Zitronenwassertag	Kraftsport
Freitag	Trockenfasten	Spaziergang
Samstag	Obst- und Gemüse	Yoga
Sonntag	Trockenfasten bis 18:00	Spaziergang

Fastenbrechen:

Meine selbstgemachte Gemüsebrühe, ich nehme Suppengrün und viele andere Gemüsesorten, die ich gerne esse und koche diese 3 Stunden auf ganz geringer Hitze. Hinzu kommen nur Gewürze – kein Salz – und diese löffle ich dann. Nur die klare Brühe, denn nach dem Kochen, siebe ich diese ab. Im Anschluss gibt es eine Portion Obst nach Belieben.

Woche 3

Tag	Nahrung	Training
Montag	Obst- und Gemüse	Kraftsport
Dienstag	Obst- und Gemüse	Kraftsport
Mittwoch	Obst- und Gemüse	Yoga
Donnerstag	Zitronenwassertag	Spaziergang
Freitag	Trockenfasten	Spaziergang
Samstag	Trockenfasten	Yoga
Sonntag	Trockenfasten bis 19:00	Spaziergang

Fastenbrechen:

Am Abend gegen 19:00 Uhr habe ich das Fasten mit Kokos-Wasser und einer großen Portion Wassermelone gebrochen. Ich breche gerne mein Fasten mit Kokos-Wasser, du kannst dir natürlich deine Lieblinge aussuchen. Ich habe diese Zeit vegan gestaltet, um den Detox-Effekt zu verstärken und mir war es wichtig nicht direkt den Körper mit Milchprodukten zu verkleben. Natürlich kannst du deinen eigenen Weg einschlagen und dich durch meine Pläne inspirieren lassen.

So habe ich Wochenweise alles gemixt und durchgezogen. Ich habe nie länger als 3 Tage trockengefastet, da es sich so für mich am besten anfühlt. Solltest du dich bereits am ersten Tag nicht wohlfühlen, dann beginne mit dem Intervall-Trockenfasten. Niemand ist über Nacht darin geübt. Bei einem geht es lediglich schneller und beim anderen langsamer, das ist kein Grund direkt aufzugeben. Ich habe anfangs lediglich 2 Tage die Woche Intervall Fasten mit Wasser gemacht und es war sehr schwierig für mich. Gehe es gelassen an und du wirst sehr erfolgreich sein.

Nun komme ich zur Erläuterung meines Plans.

Was ist mit Obst –und Gemüsetag gemeint? An diesen Tagen gab es sehr viel Obst und Gemüse, wie es der Titel verrät. Einerseits habe ich auf sehr wasserhaltige Lebensmittel zurückgegriffen oder auch einiges gekocht. Am liebsten starte ich meinen Tag mit frischem Obst, entweder esse ich es so oder ich bereite mir einen Smoothie. Zu Mittag gibt es an diesen Tagen oft gedünstetes Gemüse mit einem Salat und Abend je nach Lust und Laune, mal. Entweder wieder Rohkost oder ich dünste mir etwas Schönes.

Was ist mit Zitronenwassertag gemeint? An diesem Tag gab es für mich auf jeden Liter Wasser, eine frisch gepresste Zitrone. Dieses Zitronenwasser habe dann in wenigen Stunden getrunken und mit direkt den nächsten Liter zubereitet. Im Schnitt habe ich immer zwischen drei und vier Liter getrunken. In mein Wasser kommt kein Honig, wie bei manch anderen Rezepturen. Ich habe manchmal Reissirup oder Dattel-Sirup verwendet, weil das für mich bessere Alternativen sind.

Meine Erfahrungen

Solltest du bereits Erfahrung haben und geübt sein im Fasten, so kannst du es so wie ich in den normalen Arbeitsalltag einbauen.

Wie sieht für mich ein typischer Tag aus? Morgens putze ich mir die Zähne – die soft Variante – da ich vielen anderen Leuten begegne. Ich muss ehrlich sagen, wenn ich regelmäßig meine Säure-Basen– Tabletten nehme, habe ich gar nicht diesen typischen metallischen Mundgeruch, von dem viele berichten. Auch wenn ich diesen hätte, würde ich es trotzdem in Kauf nehmen, denn diese positiven Effekte sind viel zu kostbar um Sie nicht wahrzunehmen.

An kühlen Sommertagen lege auch gerne eine ausgedehnte Fastenperiode ein. Ich habe das Trockenfasten in meinen Alltag implementiert. Seit ich mit Intervallfasten begonnen habe, geht es mir körperlich und mental so viel besser und ich möchte das einfach nicht mehr missen. Einerseits hat mein Knie aufgehört Probleme zu bereiten. Diese Entzündung ist zur Gänze weg. Andererseits schwinden die Kilos und ich bin so klar im Kopf. Meine Konzentration ist auf einem neuen Level. Sobald ich morgens aufstehe, bin ich in der Lage direkt zu arbeiten. Doch ich betreibe am liebsten in der Früh gefastet mein Training. An warmen Tagen fange ich nach dem Training an zu trinken und zögere das Essen hinaus. An kühlen Tagen zögere ich ebenso das Trinken hinaus. Wenn deine Ernährung und vor allem Hydration, wie zum Beispiel durch Kokoswasser und Wassermelonen passt, dann ist dein Durstgefühl viel niedriger. Denn deine Zellen sind richtig hydriert und versorgt. Das Wasser aus Obst und Gemüse, versorgt den Körper noch besser, als wenn wir nur Leitungswasser trinken. Optimal versorgte Zellen erbringen eine viel bessere Leistung im Körper. Das wirst du direkt spüren, denn dein Körpergefühl ist ein anderes. Du nimmst dich selbst viel besser wahr. Ich kann beispielsweise jetzt klar spüren, was meinem Körper passt und welche Dinge ich besser meiden sollte. Ich kann klar sagen, ob mir eine Mahlzeit gutgetan hat oder ob ich dieses Essen in Zukunft nicht mehr konsumieren werde. Warum sollte ich auf so etwas je wieder verzichten.

Ein schöner Nebeneffekt ist, dass mein Kind auch vermehrt Obst und Gemüse isst, was mir von klein auf wichtig war und bis heute ist.

Nun einmal mehr die Bestätigung, wenn wir mit gutem Beispiel vorangehen, werden es die Kinder ohne Befehle befolgen. Wenn da nicht mein Ehemann wäre, könnte ich glatt weniger Kochen. Doch er hat das Glück, dass er essen kann, wie viel er will und es bleibt nicht so kleben, wie bei mir. Oft beneide ich ihn deswegen. Auch wenn er Monate lang keinen Sport getrieben hat, wirkt er sportlich von außen betrachtet. Ich hatte immer das Glück, sobald etwas in meinen Mund kam, so blieb es an den Hüften picken. Durch den neuen Lebensstil muss ich ehrlich zugeben, hat sich mein Stoffwechsel signifikant verbessert und wenn wir mal bei Freunden waren oder sonst wo, dann zeigt es sich nicht mehr so schlimm auf der Waage. Natürlich muss sich jeder dessen bewusst sein, dass nichts über Nacht passiert und nicht jeder kann direkt 18 und 20 Stunden am Stück fasten. Ich bin sehr glücklich darüber, dass ich es kann.

Auf der anderen Seite gibt es sicherlich Menschen, die nicht an niedrigen Blutdruck so wie ich leiden und diese müssen nicht an manchen Tagen vorzeitig das Fasten brechen, da sie den Kreislauf spüren.

Das allerwichtigste, was ich dir auf den Weg geben will, ist, dass du stets auf deinen Körper hörst. Wenn meine Tage bevorstehen, dann esse ich auch mal was Süßes und nehme Frühstück, Mittag und Abendessen zu mir. Das ist aber jedes Mal unterschiedlich und ich verhalte mich den körperlichen Signalen entsprechend. Was mir oft im Berufsleben hilft, ist einfach durch mehrmaliges bewusstes Ein- und Ausatmen den Vagus-Nerv zu stimulieren und die Ruhe selbst zu sein. Das Gute daran, diese Ruhe überträgt sich auch an deine Mitmenschen.

Das ist mitunter auch ein Grund, warum ich neben Kraftsport auch Yoga mache. Durch diese tiefen und bewussten Atmungen kann ich spüren, wie sich Anspannungen lösen. Außerdem fühle ich mich mit meinem Körper verbundener und gelassener. Auch habe ich das Gefühl mit einer Leichtigkeit durchs Leben zu gehen.

Tipps

Für viele Menschen ist das Trockenfasten viel leichter als das Wasserfasten. Da die meisten kein Hungergefühl spüren und so viel länger durchhalten und es sehr angenehm empfinden. Beim Wasserfasten kann es zu sehr starken Hungergefühlen kommen und das ist oft sehr schwierig für die Beteiligten. Sie bekommen Kopfschmerzen oder sind total gereizt.

Hier einige Tipps wie du dir die Zeit während des Trockenfastens erleichtern kannst. So musst du nicht bereits bei dem Gedanken daran, 72 Stunden weder essen noch trinken zu dürfen, resignieren. Da drei Tage ohne einen Schluck Wasser zu trinken, anstrengend sein können, empfiehlt es sich, das Trockenfasten zu einer kühleren Jahreszeit durchzuführen. Am besten eignen sich Herbst und Winter. Denn zu diesen Jahreszeiten sind die Temperaturen niedriger. Deswegen verspüren die Meisten weniger Durst.

Um mühelos das Trockenfasten durchzuziehen ist es wichtig, auf eine ausreichende Hydration vor dem Beginn zu achten. Die Tage zuvor solltest du unbedingt rund drei Liter Wasser täglich zu dir nehmen. Für die Psyche ist dies ein äußerst wichtiger Faktor. Wenn du zuvor auf eine vernünftige Hydration Wert gelegt hast, gibt es keinen Grund, weshalb du das Trockenfasten körperlich nicht durchhalten solltest. Wer sich dennoch mit dem Trockenfasten überfordert fühlt, hat auch die Möglichkeit, es zunächst zwölf Stunden lang zu probieren. Anschließend kann die Dauer langsam erhöht werden. Für einige Menschen ist es einfacher, die Dauer schrittweise von zwölf Stunden auf 24 Stunden zu erhöhen. Die geistige Haltung gegenüber dem Trockenfasten spielt außerdem eine entscheidende Rolle für den Erfolg. Jeder sollte sich stets bewusst machen, dass jede Form von Fasten anstrengend sein kann. Allerdings hat fasten stets eine heilende Wirkung. Weiterhin ist der Körper dazu in der Lage, mehrere Tage ohne Wasser auszukommen, sofern der Wasserhaushalt vor Fastenbeginn im Einklang war.

Dies kann den Geist stärken, denn so kannst du dir immer wieder vor Augen führen, dass dein Körper dazu in der Lage ist, das Trockenfasten durchzuhalten.

Wasserfasten vs. Trockenfasten

Jeder, der sich bereits einmal mit dem Gedanken beschäftigt hat, ob es sinnvoll ist zu fasten, wird sich die Frage gestellt haben, welche Fastenform für ihn besser ist. Die wohl bekannteste Form ist das Wasserfasten. Diese ist radikal und schlicht. Bei dieser Art von Fasten wird dem Körper einige Tage nur Wasser zugeführt. Der Körper soll hierdurch von Giftstoffen gereinigt werden. Jedoch ist dies nicht wissenschaftlich erwiesen. Beim Wasserfasten solltest du täglich mindestens drei Liter Wasser trinken. Jedoch darfst du auch hier keinesfalls unvorbereitet damit beginnen. Genau wie beim Trockenfasten beginnt die Fastenkur drei Tage zuvor. Der Körper muss auch hier daran gewöhnt werden, dass ihm bald die Nahrung entzogen wird. Nun gilt es, täglich weniger zu essen. Die Hauptenergielieferanten sollten Gemüse und Obst darstellen. Beim Wasserfasten empfiehlt sich ebenfalls eine Darmreinigung zu Beginn der Fastenperiode. Dies soll dem Körper den Nahrungsentzug erleichtern.

Wasserfasten kannst du bedenkenlos um einiges länger als Trockenfasten machen. Diese kann bis hin zu 30 Tage ausgedehnt werden. Leitungswasser versorgt den

Körper zwar mit den notwendigen Mineralstoffen, aber auch ungesüßte Kräutertees sind speziell für diese Art des Fastens geeignet und schaffen etwas Abwechslung. Extremer Sport ist während der Fastenzeit zu vermeiden, weil der Körper durch das Fasten bereits ausreichend belastet ist. Moderat an der frischen Luft spazieren gehen, Yoga oder meditieren eignen sich besser als schwere körperliche Betätigung. Außerdem ist genügend Schlaf von großer Bedeutung. Beim Wasserfasten machen einige sogar ein Mittagsschläfchen, weil sie spüren, wie der Körper nach mehr Ruhe verlangt. Sobald die Fastenperiode abgeschlossen ist, wird ein langsamer Einstieg planmäßig durchgeführt. Desto langsamer dieser vonstattengeht, desto besser für den Organismus. Der Körper muss sich nun daran gewöhnen, dass ihm wieder regelmäßig Nahrung zugeführt wird. Auch hier sollten drei Tage für das „Fastenbrechen" eingeplant, und nur leicht verdauliche Speisen konsumieren, werden.

Der einzige Unterschied zwischen Wasser- und Trockenfasten liegt darin, dass du beim Wasserfasten so viel Flüssigkeit zu dir nehmen darfst, wie es dir lieb ist.

Der einzige Unterschied zwischen Wasser- und Trockenfasten liegt darin, dass du beim Wasserfasten so viel Flüssigkeit zu dir nehmen darfst, wie es dir lieb ist.

Das Trockenfasten ist eine radikalere Form des Fastens. Beim Wasserfasten verlierst du auch rasch an Körpergewicht. Jedoch sind dies häufig Wasser und Muskelmasse. Einige Menschen sind der Meinung, dass Wasserfasten ungefährlicher sei als Trockenfasten. Dies ist nicht zwangsläufig zu bejahen. Denn beim Wasserfasten können ebenfalls Komplikationen auftreten. Mithin kann man selbst beim Wasserfasten unter bestimmten Umständen dehydrieren. Der Grund dafür ist, dass die Flüssigkeit, die der Körper aufnimmt, zu rund einem Drittel in den Nahrungsmitteln ihren Ursprung findet. Also muss viel mehr getrunken werden.

Jedoch ist das Trockenfasten viel restriktiver als das Wasserfasten. Denn beim Trockenfasten gilt es, den Konsum jeglicher Speisen und Getränke auf eine gewisse Zeit einzuschränken. Manche Forscher vertreten die Auffassung, dass die Ergebnisse, welche beim Trockenfasten erzielt werden, viel schneller eintreten. Besonders für Anfänger eignet sich Wasserfasten eher. Denn so kann der Körper austesten, was er bereit ist zu leisten. Grundsätzlich ist Trockenfasten nur für diejenigen zu empfehlen, die bereits Erfahrungen mit leichteren Fasten-Varianten sammeln konnten.

Intermittierendes Trockenfasten

Seit einiger Zeit ist der Begriff des Intervallfastens in aller Munde. Zahlreiche Zeitschriften liefern eine Flut an Anleitungen und gefühlt jeder Blogger gibt Tipps zum Intervallfasten und berichtet über positive persönliche Erfahrungen. Intervallfasten lässt sich im Gegensatz zum herkömmlichen Fasten als Lebensstil ausüben. Gerade deshalb erfreut es sich derzeit großer Beliebtheit. Für diejenigen, die ihren Lebensstil ändern möchten oder denen es schwerfällt, Fastenperioden durchzuhalten, ist das intermittierende Trockenfasten ideal.

Beim intermittierenden Trockenfasten unterscheidet man zwischen dem verlängerten Trockenfasten und dem Intervall-Trockenfasten. Beide Arten dauern über einen längeren Zeitraum mehr als 24 Stunden. Das verlängerte Trockenfasten empfiehlt sich erst, wenn die Person bereits einmal trocken gefastet hat und Erfahrung in diesem Bereich sammeln konnte.

Für einen Anfänger eignet sich Intervallfasten am besten. Trockenfasten muss nicht immer direkt extrem sein und über einen Zeitraum von mehreren Tagen gehen. Auch beim Intervallfasten können sichtbare Ergebnisse erzielt werden, die sich sehen lassen können. Dies bedeutet, dass das herkömmliche Intervallfasten einfach ergänzt wird. Sodass, während der Fastenperiode keine Flüssigkeit konsumiert wird. Beim Intervallfasten wird beispielsweise in einem Zeitraum von 16 Stunden auf Speisen und Getränke verzichtet. Während der übrigen acht Stunden darf gegessen und getrunken werden. Das intermittierende Trockenfasten ist keinesfalls so belastend wie das reine Trockenfasten. Beim Intervallfasten gibt es keine Einschränkung bezüglich der Menge an Flüssigkeit, welche zu sich genommen werden darf. Das intermittierende Fasten zählt nicht zu den Diäten, bei denen Kalorien reduziert werden. Lediglich der Zeitraum, in welchem gegessen und getrunken werden kann, ist eingeschränkt.

Fasten in der Praxis

In der Theorie klingen die Vorschläge und Anleitungen hervorragend. In der Praxis hingegen bedarf es an Zeit, bis die Umsetzung reibungslos funktioniert. Bei einem länger, beim anderen kürzer. Doch du befindest dich auf dem richtigen Weg, wenn du dich bereits nach Alternativen umschaust. Eine Veränderung bedarf immer an Training und Disziplin. Fasten und besonders Trockenfasten setzt den Körper unter Stress. Der menschliche Körper ist es gewohnt, innerhalb bestimmter Zeiträume ausreichend mit Nahrung und Flüssigkeit versorgt zu werden. Außerdem ist der Körper auch bestimmte Tageszeiten gewöhnt. Wenn du immer um 09:00 frühstückst, so wirst du schnell feststellen, dass genau da das Grummeln im Magen am stärksten sein wird. Nach wenigen Tagen wird sich eine Veränderung bemerkbar machen. Denn dein Körper hat gelernt, dass sich seine Nahrungszufuhr auf einen späteren Zeitpunkt verlagert hat. Trockenfasten bedeutet, dass man weder isst noch trinkt. Gerade für Frauen, die eine Familie zu versorgen haben, kann dies eine echte Herausforderung sein.

Mit knurrendem Magen und Durstgefühl für die Familie kochen oder die Kinder zu füttern, ohne etwas vom Essen probieren zu dürfen, kann zu einer echten Zerreißprobe werden. Doch ich kann dich beruhigen, vielen Frauen fällt es leichter als sie es für möglich hielten.

Motivation-Tipp:

Stelle dich am Morgen auf die Waage und sobald du von der Arbeit kommst. Diese Differenz wird dich unglaublich pushen. So ist es sehr leicht die eigene Familie zu bekochen und auch Babys bzw. Kleinkinder zu füttern. Sobald die Willensstärke und der Fokus stark genug sind, verfliegt die Fastenphase mühelos.

Viele Menschen befinden sich in dem Glauben, dass der Körper während einer Trockenfastenphase besonders müde ist. Dies ist nicht zwangsläufig die Realität. Der Körper schläft nämlich nicht besonders gerne, wenn ihm Wasser entzogen wird. Dies bedeutet, dass man innerhalb der Trockenfastenphase weniger Schlaf benötigt. Wer also glaubt, dass er einen großen Teil des Trockenfastens einfach verschlafen kann, irrt sich.

Moderate Bewegung ist während des Trockenfastens erlaubt. Vom großen Hausputz, intensiven Gartenarbeiten oder ähnlichen Tätigkeiten ist abzusehen. Denn durch das Trockenfasten ist der Körper geschwächt, sodass sich große Anstrengungen negativ auf das Fasten auswirken.

Überdies kann es helfen, einen Zeitplan zu erstellen. Wenn Hunger und Durst plagen, kann der Tag extrem lang werden. Deshalb kann es helfen, festzulegen, welchen Aktivitäten du nachgehen möchtest, anstatt planlos durch den Tag zu gehen. Denn dies wirkt sich negativ auf das gesamte Wohlbefinden aus. Am besten du widmest dich vernachlässigten Hobbys, wie zum Beispiel Basteln oder Malen. Andere können sehr schön Zeichnen, kommen im stressigen Alltag nicht dazu. Lesen ist natürlich auch eine tolle Beschäftigung, nur würde ich nicht gerade ein Kochbuch zur Hand nehmen.

Nach dem Fasten das Gewicht halten

Nicht selten sind die Abnehmwilligen hoch motiviert. Das Fasten wird in Angriff genommen und nach dem Trockenfasten fällt der eine oder andere rasch wieder in das alte Verhaltensmuster zurück. Der Jo-Jo-Effekt ist vorprogrammiert.

Wir wollen dem natürlich vorbeugen und den guten Vorbildern folgen. In der Fastenphase habe ich mir viele Fragen gestellt und Gedanken gemacht, was ich wirklich will.

Fragen, wie diese haben mich begleitet:

- Was esse ich für gewöhnlich?
- Was hat mich derart zunehmen lassen?
- Wie fühle ich mich?
- Wie würde es sich für mich anfühlen dünn zu bleiben?
- Was bin ich bereit aufzugeben?
- Wie fühlt es sich für mich an, wieder dick zu sein?
- Was kann ich verändern?
- Was will ich wirklich verändern?
- Will ich weiterhin so viel Sport betreiben?
- Was will ich Essen?

Vielleicht denkt sich der ein oder andere, warum hat sie genau da an Essen gedacht. Nun, ich habe diese Klarheit genutzt, um grundlegende Dinge zu verändern. Ich habe gewusst, dass etwas nicht passt und wollte diese Fehler nicht wieder begehen. Auf einem A4 Block habe ich mir niedergeschrieben, wie für mich die ideale Woche aussieht.

Da ging es um mein persönliches Fastenfenster. Täglich betreibe ich das 16 - stündige Trockenfasten, dann beginne ich Wasser zu trinken und in der Regel esse ich nur eine Mahlzeit am Tag. Hin und wieder sind es auch zwei. Natürlich gibt es auch Tage, wo ich auch frühstücke, diese kommen ca. alle 3 Monate bei mir vor.

Drei bis vier Mal in der Woche besuche ich das Fitnessstudio und ca. 2 Mal die Woche mache ich zu Hause Yoga. Dies hat mir geholfen Verspannungen zu lösen. Apfeltage können ebenfalls dabei helfen, dem Jo-Jo-Effekt entgegenzuwirken und dauerhaft das Gewicht zu halten. Dies sorgt für mehr Motivation, eine erneute Trockenfastenphase zu starten. Äpfel beinhalten viel Vitamin C und zählen zu den Superfruits. Ihre Inhaltsstoffe sorgen für ein langanhaltendes Sättigungsgefühl. Des Weiteren regen sie die Verdauung sowie Entwässerung an. Bei einem Apfeltag beschränkt sich die Nahrungsaufnahme auf lediglich fünf bis sechs Äpfel täglich. Der Markt hat zahlreiche Sorten zu bieten. Von Granny Smith bis Gala.

Jedoch musst du bedenken, dass Fruchtzucker für die Süße des Apfels verantwortlich ist. Also ist es besser, sich für eine saure Apfelsorte zu entscheiden. Ein Apfeltag, um das Gewicht zu halten, ist deshalb realistisch, da an diesem Tag lediglich rund 500 Kalorien aufgenommen werden. Eine Frau hat in der Regel einen täglichen Kalorienbedarf von 2.000 Kalorien. Das heißt, dass sie sich an einem Apfeltag mit rund 1.500 Kalorien im Defizit befindet.

Neben der reduzierten Kalorienzufuhr hat der Apfeltag aber auch noch einen weiteren Vorteil. Das Fruchtfleisch enthält Pektin. Dieses sorgt dafür, dass der Blutzuckerspiegel stabil bleibt und ein langes Sättigungsgefühl vorhanden ist. Weiterhin weisen Äpfel einen hohen Kaliumgehalt auf. Kalium hat auch eine entwässernde Wirkung auf den Körper. Je weniger Wasser sich ansammelt, desto weniger Gewicht zeigt die Waage an. Das Vitamin C, welches in den Äpfeln enthalten ist, sorgt für eine bessere Fettverbrennung. Der Stoffwechsel wird durch Magnesium unterstützt. Darüber hinaus regen die sekundären Pflanzenstoffe, die Polyphenole, die Verdauung zusätzlich an.

Tipps gegen Heißhunger

Immer mehr Menschen haben sich in den letzten Jahren dazu entschieden, eine Fastenperiode einzulegen. Nicht nur karnevalistische oder Glaubensgründe veranlassen die Menschen dazu, sich für das Fasten zu entscheiden. Auch für die Gesundheit spielt dies ebenfalls eine entscheidende Rolle. Noch vor einigen hundert Jahren waren die Lebensmittel zum Ende des Winters relativ knapp. Die erste Ernte sowie das erste Grün wurden sehnsüchtig erwartet. Die Menschen waren daran gewöhnt, Hungerperioden durchleben zu müssen. Denn stets prall gefüllte Kühlschränke, gab es noch nicht. Jedoch entschieden sich manche Kulturen auch bewusst für das Hungern. In fast jeder Religion oder Kultur dieser Welt ist das bewusste Hungern fest verankert. Zeiten, in denen der Mensch weder Nahrung noch Flüssigkeit aufnimmt, sind für den Körper nicht schädlich. Fastenanhänger teilen die Überzeugung, dass bewusste Hungerphasen dem Körper guttun. Durch das Fasten werden die Seele und der Körper gereinigt.

Fasten lindert Krankheiten und sorgt dafür, dass Glückshormone ausgeschüttet werden. Dennoch kann es Momente geben, in denen der Heißhunger einen überkommt und zu überwiegen droht. Enorm viele Verlockungen lauern überall, sodass es oftmals leichter scheint, aufzuhören anstatt durchzuhalten. Um dann letztendlich doch standhaft zu bleiben, können ein paar ganz einfache Tipps helfen.

Zunächst solltest du den Fastentagen positiv entgegen-fiebern und dich darauf freuen. Ziele zu visualisieren, ist eine beliebte Methode, um das persönliche Warum her-auszufinden. Sobald das Warum groß genug ist, kommt das Wie von ganz alleine. Nur wer sich seine Ziele klar vor Augen führt, wird später stark genug sein, um diese zu erreichen. Fasten kann so viele Gründe haben. Man-che Menschen möchten ihre Ernährungsgewohnheiten umstellen, andere dagegen möchten ein neues Körper-gefühl erlangen und wiederum andere nutzen das Fas-ten als eine Zeit der Besinnung. Persönliche Vorsätze, die mit dem Fasten verbunden werden, können zusätz-lich motivieren. Bei einigen Leuten kann besonders beim Trockenfasten das Hunger- und Durstgefühl sehr ausgeprägt sein.

Während beim herkömmlichen Fasten mühelos zu ei-nem Glas Wasser oder einer Tasse Tee gegriffen werden kann, um das Hungergefühl zu vertreiben, ist dies beim Trockenfasten ein Tabu. Doch es kann bei einigen auch das Hungergefühl verstärken. In diesem Fall ist es wich-tig, sich abzulenken. Ein Spaziergang an der frischen Luft, fernab des Kühlschranks kann helfen. Aber auch Meditieren oder Yoga können dabei behilflich sein, Körper und Geist in Einklang zu bringen. Wichtig ist lediglich von diesen Gedanken abzulenken, wenn es nötig ist.

Sich gegenseitig motivieren und austauschen kann außerdem auch dabei helfen, die Fastenzeit zu überstehen. Als Team fällt es einigen leichter, muss nicht unbedingt so sein. Es gibt andere, die gerne alleine fasten und sich nur mit sich selbst beschäftigen. Sich die Zeit bewusst für ihr eigenes Ich gönnen. So entstehen auch große Dinge. In solchen Momenten können klare und wichtige Entscheidungen getroffen werden. Sie können signifikant das Leben und die Umstände verändern. Denn wir hören endlich wieder unsere innere Stimme, die uns immer am besten anleitet, eine große Hilfestellung ist, und eine vollkommene Zufriedenheit auslösen kann.

Sobald die Gedanken nur noch ums Essen kreisen, kann es helfen, mit anderen Menschen zu sprechen. So können gemeinsam Krisen überwunden werden. Im gemeinsamen Austausch kann einer den anderen motivieren und so fällt das Durchhalten beiden leichter. Das wohl schwierigste am Fasten ist den Verlockungen zu widerstehen. Diese lauern überall am Wegesrand. Gerade für diejenigen, die Vollzeit arbeiten während der Fastenzeit, ist es schwer.

Süßigkeiten im Büro und der gemeinsame Snack zu Mittag mit den Kollegen sind nun erst mal nicht mehr erlaubt. Deshalb lohnt es sich, an einem freien Wochenende das Trockenfasten durchzuführen. Natürlich gilt das nicht für jeden. Mir fällt das Trockenfasten auch in einer 40 Stundenwoche, Mutter eines Kleinkindes und Ehefrau leicht. Wenn ich in einer Fastenphase bin, ist es mir gleich, ob jemand neben mir isst oder ich eine Tonne Süßigkeiten sehe. Wenn mir im Büro, was angeboten wird, lehne ich dankend ab und die Kolleginnen wissen schon, was für ein Tag bei mir ist. Ich habe zu Beginn alle aufgeklärt, warum ich denn nur sehr selten zu Mittag esse und was ich denn genau mache. So fragen Sie schon anders und ich bekomme nichts aufgezwungen.

Das ist ein weiterer Tipp, den ich dir auch auf den Weg geben möchte, kläre deine Mitmenschen auf. Aber zwinge niemanden mitzumachen. Auch wenn ich und unser Kind sehr viel Obst und Gemüse eingebaut haben, würde mir nie einfallen meinen Mann zu etwas zu zwingen. Wir sind alle eigenständige Persönlichkeiten und haben verschiedene Rollen. Als Mutter fungiere ich als Vorbild, aber als Ehefrau kann ich mich mit meinem Ehemann austauschen und ihm erzählen, warum ich folgendes tue. Als Tochter erzähle ich nicht unbedingt meinen Eltern, wie viele Stunden genau ich nichts trinke, denn ich möchte nicht, dass sie sich Sorgen machen. Sorgen und negativer Gegenwind kommt von Leuten, die sich bei solchen Dingen nicht auskennen. Wenn ich weiß, dass mein Gegenüber mit meinem Lebensstiel nicht klarkommt, dann wähle ich ein anderes Thema zum Austauschen. Solche Lebensweisen funktionieren nur dann gut, wenn du das möchtest und dich bewusst dazu entschieden hast. Am allerwichtigsten ist, wenn es richtig schwierig wird standhaft zu bleiben. Durchbricht man den Fasten-Zyklus einmal, hat das Unterbewusstsein keinen Grund mehr, weiter standhaft zu bleiben.

Vergleichbar ist dies mit einem Marathon. Wenn der Läufer bereits nach den ersten 15 km damit beginnt, zu gehen, gestaltet sich das Durchhalten viel schwieriger. Da es die restlichen 27 km sehr verlockend ist, wieder eine Weile zu gehen.

Jeder Schluck Wasser unterbricht das Trockenfasten und wenn dies ständig unterbrochen wird, ist am Ende die Wirkung eine geringere. Auch mit kleineren Unterbrechungen ist das Trockenfasten trotzdem hart. Gerade deshalb lohnt es sich, die drei geplanten Tage durchzuhalten, um das maximale Ergebnis zu erzielen.

Wichtig ist, plane eine bewusste Belohnung nach dem Fasten ein, denn auch Belohnungen können sich motivierend auf das Fasten auswirken. Die Schuhe, die dir schon lange gefallen, zu kaufen. Den Besuch bei der Kosmetikerin, die eine Wohltat für die Haut bedeutet, kann in vollen Zügen genossen werden.

Ein weiterer positiver Aspekt des Trockenfastens ist, die große Zeitersparnis. Der Gang zum Supermarkt ist nicht notwendig und gekocht werden muss auch nicht. Kein Geschirr zum Abwaschen und auch kaum produzierter Abfall zu Hause.

Diese Zeit, welche nun zur Verfügung steht, kann besonders effektiv genutzt werden. So kannst du dich vermehrt mit Freunden austauschen, einen Spaziergang oder Yoga machen, ein gutes Buch lesen, meditieren, einen Film schauen oder jene Dinge tun, die seit langem aufgeschoben werden. Nicht nur das Hunger- und Durstgefühl können manchmal nervenaufreibend sein. Viele Fastende berichten von einer inneren Unruhe. Dieser kann man mit sanften Bewegungen leicht entgegenwirken. Spazierengehen, walken oder Gymnastik ist hierbei besonders beliebt. Der Körper steht während des Fastens unter Stress. Dieser ist die Ursache für die innere Unruhe. Bei moderaten Bewegungen wird der Stress abgebaut und dem Körper geht es direkt besser.

Die Muskelanspannung nimmt ab und die Stresshormone werden gesenkt. Dieser Prozess ist völlig natürlich und findet seinen Ursprung bereits vor einigen Millionen Jahren. Eine weitere Möglichkeit ist die Durchführung von Entspannungsübungen. Hierfür ziehst du dich an einen ruhigen Ort zurück. Entweder legst du dich lang hin oder nimmt auf einem Stuhl bequem Platz. Zunächst atmest du bewusst und tief durch die Nase ein.

Die Atmung geht tief in den Bauch, bevor du durch den Mund wieder ausatmest. Nun denkst du dir dreimal hintereinander den folgenden Satz: „Mein Körper ist ganz entspannt und ruhig." Du wirst in jedem Fall eine aufsteigende Gelassenheit und Ruhe spüren.

Schlusswort

Wenn du dich an meine Anleitungen und Tipps gehalten hast, hast du bis jetzt sicher schon sichtbare Ergebnisse und bist motiviert mehr zu schaffen. Trockenfasten ist ein guter Anfang, um die bestmögliche Version deines Körpers und Geistes zu bekommen. Ich habe damit 21 Kilo abgenommen und fühle mich schon viel besser. Aber ich bin noch nicht ganz zufrieden, denn ich habe noch nicht mein Wunschgewicht erreicht. Ich bin dennoch zuversichtlich den Rest auch so locker zu schaffen, da es mir mittlerweile richtig Spaß macht, den Kilos beim Schwinden zuzusehen.

Ich wünsche auch dir ähnliche oder noch größere Erfolge mit dem Trockenfasten und eine positive Veränderung im Leben. Auch wenn es dir vielleicht am Anfang schwerfällt und du noch nicht so viel Gewicht verloren hast, bleib dran! Es wird sich definitiv lohnen! Bleib motiviert und feiere auch die kleinen Erfolge! Habe immer klare Ziele im Kopf. Wenn du dein Wunschgewicht erreicht hast, kannst du auch mit den Stunden etwas heruntergehen und dir Trockenfasten zum Lebensstil machen, um dein Gewicht auch halten zu können.

Und weil mir dein Erfolg wirklich am Herzen liegt, würde ich mich freuen, wenn du mir dein Feedback zu diesem Buch schickst und deine persönlichen Ergebnisse und Erfahrungen mit mir teilst. Du kannst eine Rezension direkt auf Amazon hinterlassen oder schreibst mich persönlich an, wenn du Fragen, Kritik oder Verbesserungsvorschläge hast oder, wenn du Hilfe braucht.

Meine Mail-Adresse: sandra.sl@gmx.at

Ich werde dir rasch Antworten und nach besten Wissen und Gewissen helfen.

Wenn dir das Buch gefallen und geholfen hat, kannst du es gerne weiterempfehlen, damit auch andere Menschen ihren Vorteil daraus ziehen können. Ansonsten bedanke ich mich herzlich bei dir für den Kauf und das Lesen dieses Buches und wünsche dir alles Liebe für deine (schlanke) Zukunft!

Mit diesem QR Code kannst du das Buch direkt bewerten.

Bonus: Smoothies

Um dir zu helfen, habe ich hier zusätzlich 10 einfache und leckere Smoothierezepte aufgeschrieben, welche dir den Einstieg erleichtern werden. Die hier beschriebenen Mengenangaben beziehen sich jeweils auf eine Portion (250ml).

#1 Gurken-Wassermelonen Smoothie:
- 25 g Salatgurke
- 150 g Wassermelonenfruchtfleisch
- 1 EL Limettensaft
- 20 ml Mineralwasser mit Kohlensäure

Die Gurke waschen und schälen. Wassermelone klein schneiden und alles zusammen mit dem Limettensaft in einen Standmixer geben und zusammenrühren. Den Smoothie in ein Glas füllen. Das Glas mit etwas Mineralwasser auffüllen.

#2 Wassermelonen-Smoothie:

Ein ähnlich gut schmeckender Smoothie, der mit der Wassermelone zubereitet wird.

- 1 Wassermelone
- 10 Eiswürfel
- Zitronensaft (halbe Zitrone)

Die Wassermelone in vier Stücke schneiden, Fruchtfleisch entnehmen und entkernen. Anschließend in große Stücke schneiden und die Eiswürfel grob zerdrücken. Alles zusammen mit dem Zitronensaft in den Mixer geben, pürieren und genießen.

#3 Karotten-Grapefruit-Smoothie:

- 2 Karotten
- 1 Grapefruit (rosa)
- 1 Apfel
- 1 Tasse Kokoswasser

Die Karotten und den Apfel gut waschen. Grapefruit schälen und entkernen. Alles zusammen pürieren und nach Bedarf mit einer ziemlich reifen Banane oder einem Süßungsmittel versüßen.

#4 Bananen-Nektarinen-Smoothie:

- 1 Banane
- 200 ml kalte pflanzliche Milch
- 1 Nektarine

Banane und Nektarine schälen. Nektarine entkernen und alles in den Mixer geben. Die kalte Pflanzenmilch hinzufügen und nach Bedarf mit etwas Honig süßen. Alles fein pürieren und genießen!

#5 Bananen-Papaya-Smoothie:

- ¼ Papaya
- ½ Banane
- Zitronensaft (von ca. ¼ Zitrone)
- 175 ml Orangensaft (am besten frisch gepresst)
- ½ Messerspitze geriebener Ingwer

Banane und Papaya schälen und grob zerkleinern. Alles zusammen mit dem Orangensaft und der Hälfte des Zitronensaftes in den Mixer geben und fein pürieren. In ein Glas füllen und anschließend den restlichen Zitronensaft und den geriebenen Ingwer dazu geben. Genießen!

#6 <u>Grüner Kopfsalat-Smoothie:</u>

- ½ Gurke
- 1 Avocado
- ½ Kopfsalat oder Feldsalat
- 250 ml Wasser

Gurke und Salat gut waschen. Die Gurke nicht schälen. Avocado schälen und Kern entnehmen. Alles zusammen mit kaltem Wasser pürieren.

#7 <u>Tomaten-Ingwer-Smoothie:</u>

- 130 g Tomaten
- 80 ml Orangensaft (frischgepresst oder Direkt-saft)
- 10 g Ingwer
- 1 glatter Esslöffel Petersilie
- 1 Erdbeere

Ingwer schälen und grob schneiden. Petersilie fein zerkleinern. Tomaten waschen und Stielansatz sowie Kerne entfernen. Alle Zutaten in den Mixer geben, fein pürieren und genießen!

#8 Kiwi-Radieschen-Smoothie:

- 2 Radieschen
- 2 Kiwi
- 20 g junge Radieschenblätter (optional)
- Zitronensaft aus einer Zitrone
- 100 ml Orangensaft

Radieschen und Radieschenblätter waschen. Radieschen in Würfel scheiden. Kiwi schälen und klein schneiden. Alles zusammen mit etwas Wasser in den Mixer geben und pürieren. Ins Glas geben und genießen.

#9 Himbeer-Rhabarber-Smoothie:

- 150 g Rhabarber (ca. 2 Stangen)
- 1 Banane
- 70 g Himbeeren (frisch oder gefroren)
- 1/8 Liter Mandelmilch oder Kuhmilch
- 2-3 Eiswürfel (wenn keine gefrorenen Früchte verwendet werden)

Banane schälen. Rhabarber waschen und zerkleinern. Alles zusammenmixen und genießen. Je nach Geschmack kann auch Buttermilch verwendet werden.

#10 Spargel-Erdbeere-Smoothie:

- 5 Stangen weißer Spargel
- Limettensaft aus einer Limette
- 300 g Erdbeeren
- Ein paar Blätter Basilikum
- Etwas Honig
- 1 EL Kokosöl
- 1 Vanilleschote

Spargel schälen und klein schneiden. Die Erdbeeren waschen und die Stiele entfernen. Danach je nach Größe der Erdbeeren kleiner schneiden. Limette pressen. Vanilleschote halbieren und das Mark vorsichtig entnehmen. Die Basilikumblätter waschen und wenn notwendig zerkleinern. Alles zusammen mit dem Kokosöl in den Mixer geben und fein pürieren. Nach Bedarf mit Honig versüßen.

Das wird dir auch gefallen

Wenn du deine Fastenreise beendet hast und neue Variationen zubereitest oder einfach nur deine Lieblingsrezepte notieren willst, kannst du hier meine weiteren Bücher sehen:

DAS GANZ SPEZIELLE REZEPTBUCH
Mein persönlicher Rezeptbuchsammler

Sandra Sofie Leti

Dieses liebevoll gestaltete Rezeptbuch zum selber schreiben ist für alle, die gerne für sich oder andere kochen oder backen und ihre besten Rezepte aufschreiben wollen, perfekt geeignet.

Du kannst auch nach oder vor dem Ausfüllen deiner Lieblingsrezepte, dieses praktische **Buch jemanden schenken** oder es ganz für dich behalten.

Auf **über 140 Seiten** kannst du alle Rezepte, die du zum Beispiel vom deiner Familie oder Freunden bekommen hast, verewigen und dich austoben. Die besten Familienrezepte gibt es bekanntlich nicht immer im Internet.

Hilfreich: Für jedes Rezept sind zwei Seiten vorgesehen, damit du genug Platz für alles hast.

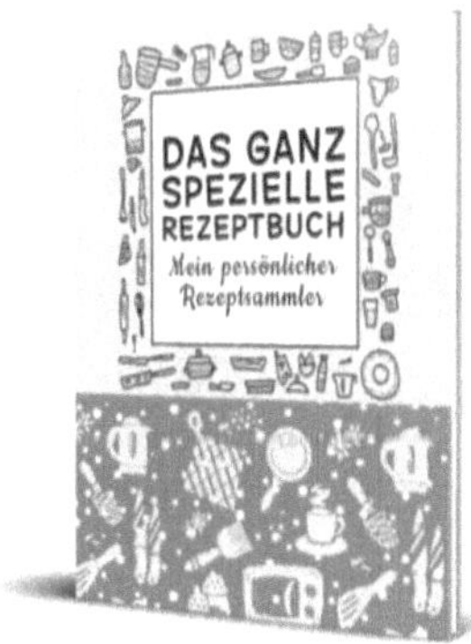

MEIN BESTES KOCHBUCH:
Rezeptbuch zum Selberschreiben

Sandra Sofie Leti
Welches Kochbuch ist das Beste? Natürlich das selbstgeschriebene!

Kochst du auch gerne und probierst neue Sachen in der Küche aus?
Dann ist dieses leere Rezeptbuch genau das Richtige für dich! Dieses liebevoll gestaltete Rezeptbuch zum selber schreiben ist für alle, die gerne für sich oder andere kochen oder backen und ihre besten Rezepte aufschreiben wollen, perfekt geeignet.

Du kannst auch nach oder vor dem Ausfüllen deiner Lieblingsrezepte, dieses praktische **Buch jemanden schenken** oder es ganz für dich behalten.

Auf **über 170 Seiten** kannst du alle Rezepte, die du zum Beispiel von deiner Familie oder deinen Freunden bekommen hast, verewigen und dich austoben. Die besten Familienrezepte gibt es bekanntlich nicht immer im Internet.

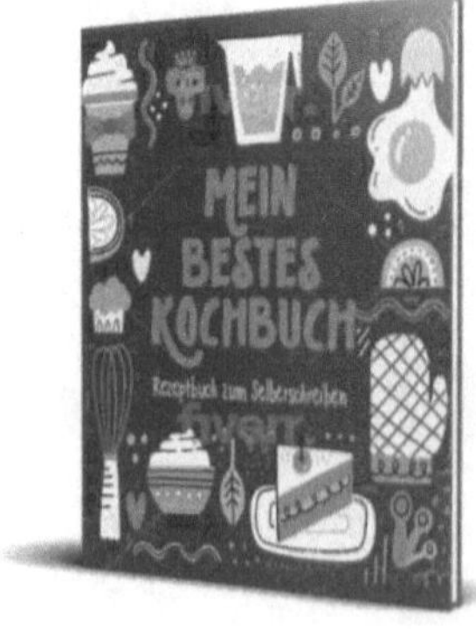

MEINE LIEBLINGS REZEPTE
Der ultimative Rezeptsammler

Sandra Sofie Leti
Dieses liebevoll gestaltete Rezeptbuch zum selber schreiben ist für alle, die gerne für sich oder andere kochen oder backen und ihre besten Rezepte aufschreiben wollen, perfekt geeignet.

Du kannst auch nach oder vor dem Ausfüllen deiner Lieblingsrezepte, dieses praktische **Buch jemanden schenken** oder es ganz für dich behalten.

Auf **über 140 Seiten** kannst du alle Rezepte, die du zum Beispiel vom deiner Familie oder Freunden bekommen hast, verewigen und dich austoben. Die besten Familienrezepte gibt es bekanntlich nicht immer im Internet.

Hilfreich: Für jedes Rezept sind zwei Seiten vorgesehen, damit du genug Platz für alles hast.

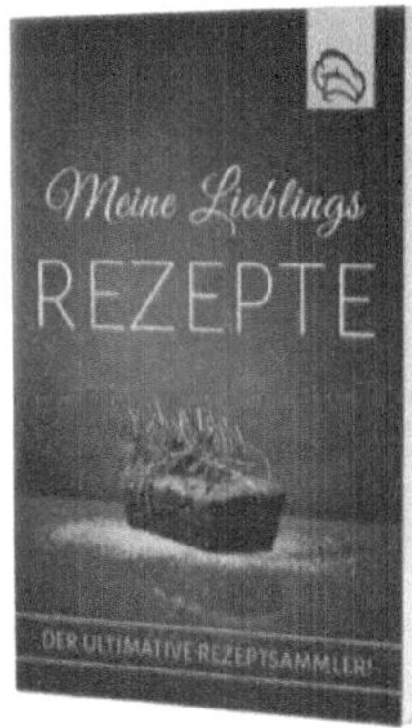

Haftungsausschluss

Der Inhalt dieses Buches wurde mit großer Sorgfalt geprüft und erstellt. Für sämtliche Inhalte kann jedoch keine Garantie übernommen werden. Dies gilt weder für die Richtigkeit, Vollständigkeit, noch Aktualität der Inhalte. Alle enthaltenen Informationen basieren lediglich auf die eigene Meinung und die persönliche Erfahrung des Autors. Der Inhalt darf keinesfalls als medizinische oder psychologische Hilfe angesehen werden. Für selbstverursachte Schäden oder Fehlhandlungen des Lesers wird keine juristische Haftung seitens des Autors übernommen. Zudem garantiert der Autor keinerlei Erfolge mit dem im Buch erwähnten Informationen, da diese wie oben genannt nur auf persönliche Erfahrungen des Autors basieren. Die Verantwortung der im Buch beschriebenen Ziele liegt einzig und allein beim Leser selbst. Gleichzeitig wird keine Haftung auf den im Buch angegebenen Quellen und externen Webseiten übernommen. Für all diese Inhalte ist nur der Webseitenbetreiber verantwortlich, weshalb der Autor automatisch von einer Haftung ausgeschlossen ist.

Trockenfasten

Impressum

9 798673 220689